AF611936

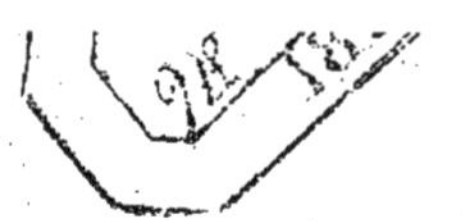

COLPOCÈLE POSTÉRIEURE

SON TRAITEMENT

PAR

Le Docteur MAURICE MARX

ANCIEN INTERNE P^re DES HOPITAUX DE PARIS

MÉDAILLE DE BRONZE DE L'ASSISTANCE PUBLIQUE

LAURÉAT DE L'ÉCOLE DE MÉDECINE DE NANTES

MEMBRE CORRESPONDANT DE LA SOCIÉTÉ ANATOMIQUE

PARIS

G. STEINHEIL, ÉDITEUR

2, rue Casimir-Delavigne, 2

1890

COLPOCÈLE POSTÉRIEURE

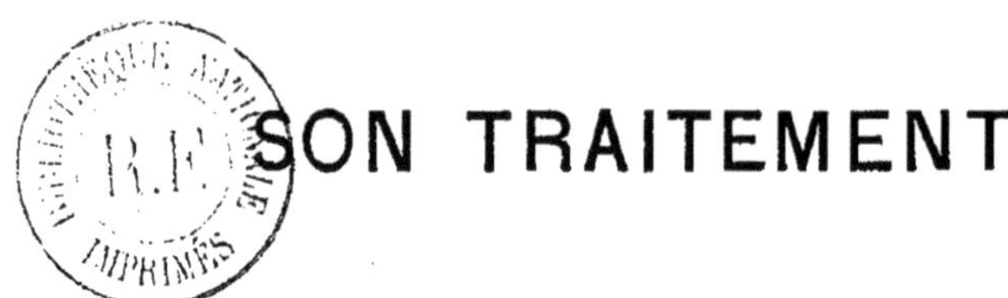

SON TRAITEMENT

PAR

Le Docteur Maurice MARX

ANCIEN INTERNE P^re^ DES HOPITAUX DE PARIS

MÉDAILLE DE BRONZE DE L'ASSISTANCE PUBLIQUE

LAURÉAT DE L'ÉCOLE DE MÉDECINE DE NANTES

MEMBRE CORRESPONDANT DE LA SOCIÉTÉ ANATOMIQUE

PARIS

G. STEINHEIL, ÉDITEUR

2, rue Casimir-Delavigne, 2

1890

AVANT-PROPOS

On appelle colpocèle un état particulier des parois du conduit vaginal, qui consiste en un relâchement, une distension de ces parois. Ou bien elles font hernie à la vulve, ou bien elles forment des replis plus ou moins nombreux dans l'intérieur du vagin.

La paroi antérieure peut être seule distendue. Quand il y a prolapsus de cette paroi, on dit qu'il y a cystocèle, et c'est avec raison, car, la vessie, dans ce cas, suit la paroi vaginale.

Quand la paroi postérieure fait hernie à la vulve, on dit qu'il y a rectocèle. C'est un tort, car, dans la majorité des cas, le rectum reste à sa place. Aussi préférons-nous adopter pour désigner le prolapsus vaginal postérieur la dénomination de colpocèle postérieure, qui est claire, et ne permet pas de préjuger l'état de la paroi rectale.

De toutes les affections qui atteignent les organes génitaux de la femme, la colpocèle est une des plus fréquentes. Et pourtant la pathogénie de cette maladie, les différentes formes qu'elle présente, ne sont peut-être pas encore aujourd'hui complètement connues, malgré les recherches nombreuses qui ont été faites jusqu'à nos jours.

Cela tient à ce que l'anatomie du plancher pelvien n'a pas été étudiée aussi attentivement chez la femme que chez l'homme. Car, pour bien connaître les lésions des organes et la façon dont elles se produisent, il faut, avant tout, connaître l'anatomie et la physiologie de ces mêmes organes.

Nous avons tenu à présenter dans cette thèse les résultats de nos recherches sur l'anatomie du plancher pelvien chez la femme et sur les différentes formes de colpocèle.

Nous nous contenterons d'exposer dans ce travail, avec le plus d'exactitude possible, l'étiologie et la pathogénie de la colpocèle postérieure seule, et de décrire les différents procédés opératoires qui sont employés pour remédier à cette affection.

Nous avons été dirigé dans notre tâche par M. le docteur Doléris, qui s'est spécialement occupé du sujet que nous traitons.

Il a bien voulu nous aider dans notre travail; il nous a enfin permis d'exposer dans cette thèse un procédé opératoire appliqué par lui à la cure de la colpocèle postérieure compliquée de rupture du périnée.

Ce procédé opératoire lui est personnel. Il nous a été donné de le voir appliquer plusieurs fois par M. Doléris lui-même, d'en vérifier les résultats, et nous sommes heureux qu'il ait bien voulu nous permettre de publier en même temps que l'exposé détaillé de son procédé, quelques-unes des nombreuses observations qui, en montrant les heureux résultats de ce procédé, sont la meilleure preuve de son efficacité.

Qu'il nous soit permis de remercier ici les maîtres éminents qui, pendant nombre d'années, nous ont prodigué leurs conseils et leurs leçons.

Nous avons été externe à l'hôpital du Midi dans le service de M. le docteur Horteloup.

Il ne s'est pas contenté d'être, pendant un an, un maître plein de bonté, mais il nous a aussi, dans la suite, continué sa bienveillante protection et prodigué ses bons conseils.

Puis nous avons eu le bonheur de suivre pendant une année, en qualité d'externe, le service de M. le docteur Dujardin-Beaumetz. Il nous a donné trop de preuves d'amitié pour que nous puissions résister au désir de l'en remercier ici.

Pendant l'année 1886 nous avons eu l'honneur de remplir les fonctions d'externe auprès de M. le professeur Guyon. Nous avons donc eu le temps de profiter, à l'hôpital Necker, des leçons magistrales qu'il a faites sur les affections des voies génito-urinaires. M. le professeur Guyon a toujours été pour nous plein de bienveillance. Nous l'en remercions.

En 1887, nous étions externe chez M. le professeur Straus. Dans son service nous avons mis à profit les leçons d'anatomie pathologique que ce maître faisait avec tant d'autorité.

L'année suivante nous avons rempli les fonctions d'interne auprès de M. le docteur Deny. Nous ne savons si nous devons le remercier davantage de la complaisance qu'il a mise à nous initier aux connaissances des maladies du système nerveux, que de l'amitié qu'il a toujours daigné nous montrer.

Enfin nous avons été, en 1889, interne chez M. le docteur Péan, chirurgien de l'hôpital Saint-Louis. Nous ne pouvions mieux finir nos études médicales qu'auprès de ce maître de la chirurgie française. Nous lui sommes reconnaissant de la confiance qu'il a eue en nous.

Pendant notre séjour dans ces différents services, d'autres chefs nous ont prodigué leurs conseils et leurs leçons. Parmi eux, MM. Humbert, Segond, Prengrueber, Kirmisson, Bazy et Bar. Nous nous souviendrons toujours de ce qu'ils ont fait pour nous. Enfin nous désirons envoyer notre respectueux souvenir à nos anciens professeurs de Nantes, et tout particulièrement à M. le docteur Heurtaux, qui fut notre premier maître.

CHAPITRE PREMIER

Anatomie du Plancher pelvien

Le plancher pelvien, composé de parties molles, peut être considéré comme une masse compacte. Cette masse a la forme d'un segment de sphère creuse à bords irréguliers, présentant une face externe cutanée, une face interne péritonéale. Ce segment est traversé par le vagin en avant, par le rectum en arrière. Ces deux conduits sont séparés l'un de l'autre, à leur extrémité externe, par une certaine épaisseur de tissus qui constituent le périnée proprement dit.

PÉRINÉE

Le périnée présente une forme pyramidale. La face antérieure de la pyramide est formée par la paroi vaginale postérieure. La face postérieure est formée par la paroi antérieure du rectum. Ses faces latérales sont mal délimitées. Sa base est à la peau et son sommet est à quatre centimètres environ de la base. Il est formé par l'accolement intime en un certain point des parois vaginale et rectale.

De la vulve à l'anus le périnée a de deux centimètres 1/2 à trois centimètres.

Nous allons étudier en détail la masse perinéale, les éléments qui la composent; puis nous passerons à l'étude de la face interne du plancher pelvien, pour finir par celle du vagin et de ses rapports avec les organes qui l'entourent.

Si l'on dissèque le périnée, de la peau vers la profondeur, on trouve différentes couches qui sont :

1o la peau;

2o le tissu adipeux;

3° l'aponévrose superficielle du périnée ;

4o un groupe de muscles qui sont : le bulbo-caverneux — le sphincter anal externe — le transverse du périnée — l'ischio-caverneux.

5° l'aponévrose périnéale moyenne.

Peau. — Elle forme, comme nous l'avons déjà dit, entre l'anus et la vulve un pont de trois centimètres. Cette longueur peut être réduite à quelques millimètres à la suite de déchirures du périnée.

La peau de la région n'offre rien de particulier à étudier.

Tissu adipeux. — Au-dessous de la peau on trouve une couche de tissu cellulaire contenant peu de graisse. Chez la femme la région périnéale est pauvre en tissu adipeux, contrairement à ce qui existe chez l'homme.

Aponévrose superficielle du périnée.— Chez la femme elle est réduite à une simple toile celluleuse à peine démontrable. Elle présente la même disposition que chez l'homme. Elle est triangulaire. Ses bords latéraux s'insèrent sur les branches ascendantes de l'ischion et descendantes du pubis. Par son bord postérieur elle contourne le bord postérieur du muscle transverse superficiel du périnée, pour se confondre avec l'aponévrose périnéale moyenne. Son sommet se prolonge sur le clitoris. L'aponévrose superficielle du périnée est perforée à son centre pour laisser passer le vagin.

Couche musculaire. — Sphincter anal externe.

Ce muscle qui entoure l'extrémité inférieure du rectum est

ovale. Il a une extrémité postérieure et une antérieure. Ses fibres partant du coccyx au rectum et d'une ligne fibreuse, tendue du coccyx au rectum, passent à droite et à gauche de l'orifice inférieur du conduit intestinal pour aller se terminer dans le périnée en s'entre-croisant. Une partie de ces fibres vont se prolonger dans les faisceaux musculaires du constricteur de la vulve. Ainsi le sphincter anal et le constricteur font un muscle unique en forme de huit de chiffre, dont un anneau entoure le rectum et l'autre la vulve.

Constricteur de la vulve. — Il est formé de deux faisceaux musculaires. Il y en a un de chaque côté de l'orifice vulvaire.

L'extrémité antérieure de chaque faisceau se divise en trois parties qui se terminent ainsi :

La première passe sous la face supérieure du corps caverneux du clitoris.

La seconde va à la face postérieure du bulbe.

La troisième se confond avec la muqueuse, entre le clitoris et le méat urinaire.

En arrière de la vulve, les deux faisceaux du constricteur se rejoignent et leurs fibres en s'entre-croisant vont s'unir : celles de droite aux fibres de gauche du sphincter anal externe, celles de gauche à celles de droite du même muscle.

Le constricteur de la vulve est, comme son nom l'indique, destiné à fermer l'orifice vulvaire. C'est lui qui se contracte lorsque l'on tend à pénétrer soit avec le doigt, soit avec un instrument dans la cavité vaginale.

Il est l'adversaire du muscle transverse du périnée qui tend à dilater la vulve.

Par suite de l'intrication des fibres du sphincter anal

externe et des fibres du constricteur de la vulve, les contractions de ces deux muscles sont synergiques.

Transverse superficiel du périnée. — Ce muscle est situé sur le même plan que les deux précédents. Il est dirigé transversalement.

Il est composé aussi de deux faisceaux symétriques, un à droite de la ligne médiane, l'autre à gauche.

Chaque faisceau s'insère à la tubérosité de l'ischion, se dirige de dehors en dedans et un peu d'arrière en avant et va s'insérer : 1° sur le raphé formé par le constricteur et le sphincter; 2° sur l'aponévrose qui recouvre le constricteur ; 3° sur la commissure postérieure du vagin.

Lorsque le périnée est déchiré, ce muscle en se contractant écarte les lèvres de la plaie et met souvent obstacle à la réunion spontanée. C'est lui qui dilate la vulve chez certains animaux (vache, jument).

Ischio-clitoridien. — Ce muscle s'insère à la branche ascendante de l'ischion au-dessus du transverse.

Son étude ne nous offrirait ici aucun intérêt.

Aponévrose moyenne du périnée. — Cette aponévrose n'est que la continuation de l'aponévrose superficielle qui a contourné le bord postérieur du muscle transverse.

Elle ne présente chez la femme qu'un seul feuillet.

Comme l'aponévrose superficielle du perinée elle est perforée à son centre pour donner passage au vagin.

Les lèvres de la perforation prennent insertion sur les faces latérales de ce conduit.

Vaisseaux et nerfs du périnée. — Dans les différentes couches que nous venons de passer en revue, se trouvent des nerfs, des artères, des veines, des lymphatiques, dont la description ne nous intéresse pas autrement.

Les veines seules méritent une mention spéciale. Elles forment sur les parois du vagin un plexus très serré, très important, qui remonte jusqu'au plexus veineux des ligaments larges avec lequel il s'anastomose.

Cette disposition plexiforme du système veineux explique les hémorragies souvent très fortes qui surviennent soit dans l'excès de ruptures du périnée, soit pendant les opérations pratiquées sur la région.

Nous allons maintenant aborder le segment pelvien par sa face abdominale.

Si nous ouvrons l'abdomen et si, après avoir enlevé les intestins, nous étudions la cavité du petit bassin, nous voyons d'abord le péritoine qui tapisse cette cavité et recouvre les organes qu'elle contient.

Une petite partie seulement de cette séreuse nous intéresse par ses rapports avec la région qui nous occupe, c'est la partie comprise entre le rectum et l'utérus.

Le péritoine, après avoir recouvert une partie de la seconde portion du rectum, passe sur la face postérieure du vagin, après avoir formé entre ces deux organes une poche assez profonde. Cette poche, décrite par Douglas, est limitée latéralement par deux ligaments qui rattachent le col de l'utérus au sacrum en longeant les parties latérales du rectum. Ils sont également recouverts par le péritoine.

Le cul-de-sac de Douglas est très profond, il ne sépare pas seulement l'utérus du rectum, mais aussi le cul-de-sac vaginal postérieur et une partie de la paroi postérieure du vagin, du rectum. Lorsque l'utérus se dévie en arrière, se met en rétroversion, son corps vient se loger dans le cul-de-sac de Douglas. Il peut descendre jusqu'au fond de ce sac, et même, comme M. Doléris nous l'a fait constater, il peut disséquer la cloison recto-vaginale sur une certaine étendue en repoussant devant lui le péritoine qui le coiffe.

Fascia sous-péritonéale. — Au-dessous du péritoine, on rencontre une couche de tissu cellulaire assez dense, à laquelle on a donné le nom de fascia propria. Ce fascia suit, en passant du rectum sur le vagin, le trajet du péritoine et contribue à former le cul-de-sac de Douglas.

Il sépare la paroi vaginale et la paroi postérieure de l'utérus de la séreuse et remonte aussi latéralement sur les ligaments utéro-sacrés.

Releveur de l'anus. — Ce muscle, qui est un des plus importants de l'économie, a été étudié par les anatomistes chez l'homme, bien plus en détail que chez la femme.

Sappey, Richet, Tillaux ont insisté surtout sur les rapports de ce muscle avec la prostate et ont sacrifié tout ce qui pouvait intéresser les gynécologistes.

Il faut consulter quelques auteurs qui ont bien étudié en ces derniers temps le releveur de l'anus chez la femme pour avoir une idée juste et nette de ce muscle.

Dickinson, après Sims, Savage, Skene, a publié d'une façon tout à fait magistrale, ses recherches sur les attaches, la forme des faisceaux, la direction des fibres et le rôle du releveur de l'anus.

Nous leur empruntons, en exposant l'anatomie de cet organe, quelques notions que l'on ne peut trouver ailleurs.

Le releveur de l'anus présente, dans ses grandes lignes, la même disposition chez la femme que chez l'homme.

Il est composé de deux parties symétriquement placées, qui s'insèrent sur les parois de la cavité du petit bassin et vont sur la ligne médiane du plancher se réunir l'une à l'autre.

Sur la ligne médiane, elles prennent des insertions mobiles ; sur les parois du petit bassin, des insertions fixes.

Les deux parties du muscle considérées dans leur ensemble, ressemblent à un fer à cheval, à une anse attachée en avant au pubis et se portant horizontalement en arrière pour entourer, à la façon d'un collier, le rectum et le vagin.

Insertions fixes. — En avant, les deux extrémités du fer à cheval ne se rejoignent pas. Chacune se fixe à environ 1 cent. 1/2 de distance du milieu de la symphyse. L'insertion de chacun de ces faisceaux est de la largeur de deux doigts et se trouve à trois centimètres et demi au-dessous du bord supérieur de la branche horizontale du pubis.

Un second faisceau s'insère sur une bandelette fibreuse qui s'étend du pubis à l'épine sciatique, en passant sur le muscle obturateur interne et en se confondant avec l'aponévrose de ce muscle.

Cette bandelette est très résistante.

Enfin un troisième faisceau part de l'épine sciatique.

1er faisceau. — Le premier faisceau, celui qui part du pubis, est le plus important; à lui seul, il est plus épais que tout le reste du muscle.

Ses fibres s'en vont directement en arrière. Elles sont de deux sortes : des fibres internes, des fibres externes.

Les fibres internes forment un faisceau secondaire qui va

directement d'avant en arrière et de haut en bas, contourner le rectum en passant le long des parois vaginales, sans se confondre avec les fibres musculaires du vagin, auquel elles ne sont unies que par un tissu conjonctif.

Ce faisceau, en arrivant sur les parois vaginales, subit une torsion sur lui-même : d'horizontal, il devient vertical, et va s'étaler sur la paroi postérieure du rectum à l'union de sa deuxième avec sa troisième portion. Aucune de ses fibres ne s'unit aux fibres du rectum; quelques-unes s'entrelacent à celles du releveur de l'anus.

Faisceau pubien externe. — Les fibres externes du faisceau pubien forment un ruban plat, large de quelques millimètres, ansiforme, convexe par en bas.

Il croise, en passant au-dessus d'elles, les bandes internes du faisceau pubien, et va se perdre entre le rectum et le vagin, en se mêlant aux fibres symétriques du côté opposé.

2me faisceau. — Il vient de la bandelette fibreuse qui va du pubis à l'épine sciatique ; très étalées, ses fibres convergent en formant éventail pour aller s'insérer sur une ligne aponévrotique qui va du coccyx au rectum.

3me faisceau. — Le troisième faisceau part de l'épine sciatique. Les fibres vont, en divergeant faiblement, s'insérer sur la pointe du coccyx et aussi sur la même ligne qui va de cet os au rectum.

La face supérieure du releveur de l'anus présente donc la forme d'une sangle ou d'une gouttière inclinée d'avant en arrière et de haut en bas.

Sur le bord antérieur de la gouttière, reposent le rectum et le vagin : la face inférieure est convexe et forme les parois internes des fosses ischio-rectales.

Les fibres du releveur ne sont unies au rectum et au vagin que par des attaches conjonctives.

Action du releveur. — Comme le nom qu'on lui a donné l'indique, on a attribué longtemps au releveur le pouvoir de tirer le rectum et l'anus en haut, vers la cavité abdominale.

On l'a appelé aussi diaphragme pelvien et on a dit qu'il était antagoniste du diaphragme thoracique.

En réalité, le rôle principal de ce muscle n'est pas d'attirer directement le rectum vers le petit bassin.

Il a pour action principale d'attirer en avant le rectum et le vagin.

Son faisceau pubien, qui est le plus puissant, va contourner le vagin et le rectum et en se contractant doit les attirer vers le pubis.

C'est ce faisceau qui soutient la paroi vaginale postérieure, l'utérus et la vessie.

C'est lui qui résiste dans l'accouchement.

C'est lui aussi qui, en se contractant, produit le vaginisme profond.

Quant aux autres faisceaux, ils peuvent en effet soutenir les viscères abdominaux, et, à la rigueur, par celles de leurs fibres qui sont unies à celles du sphincter anal externe, attirer l'anus en haut.

Vagin

Le segment pelvien étant connu, il nous reste à étudier le vagin.

C'est un conduit situé dans l'épaisseur du plancher pelvien, il s'étend de l'hymen au col.

Il a deux parois, une antérieure et une postérieure. L'antérieure est droite, oblique de bas en haut et d'avant en arrière, elle forme un triangle à base supérieure.

Elle forme en haut avec l'utérus, sur lequel elle se réfléchit, un cul-de-sac peu profond. Elle est entièrement et fortement adhérente à l'urèthre et à la vessie.

A son extrémité inférieure sur la partie médiane se trouve, verticalement placé, un épaississement de la muqueuse, unique ou double, de deux centimètres de long. C'est la colonne antérieure du vagin. Elle commence près de l'orifice uréthral ou à un cent. 1/2 au-dessus.

Paroi postérieure. — La paroi postérieure est sigmoïde, elle est également triangulaire, et remonte jusqu'au col de l'utérus. Elle se réfléchit sur ce col en formant un cul-de-sac profond.

Elle possède aussi une colonne, appelée colonne postérieure du vagin, qui finit en haut près du col, par trois faisceaux bien décrits par Forget. Un faisceau antérieur qui se perd dans le col de l'utérus, en formant une courbe à concavité inférieure. Un deuxième faisceau qui se continue sur la face postérieure du col utérin. Un troisième enfin qui se confond intimement avec les ligaments utéro-sacrés.

Rapports du vagin. — Considéré dans ses rapports le vagin présente deux parties :

Une supérieure, une inférieure, séparées l'une de l'autre par une ligne fictive qui correspond au bord antérieur du releveur de l'anus.

La partie supérieure du vagin n'est soutenue qu'en avant et sur les côtés.

En avant, par sa connexion intime avec la vessie.

Sur les cotés, par l'aponévrose profonde du périnée qui s'attache à ses bords;

Mais, en arrière, elle est flottante et forme poche.

Rien à ce niveau ne la soutient, car derrière elle, se trouve le cul-de-sac de Douglas. M. Doléris a fait valoir cette particularité anatomique et a fait ressortir les déductions pathologiques qui en résultent.

Portion inférieure. — Cette portion du vagin est soutenue partout:

En avant, par la vessie et l'urèthre qui adhèrent intimemement au vagin; sur les côtés, par le constricteur de la vulve, le transverse du périnée et les aponévroses; en arrière, par la masse périnéale. Enfin, entre ces deux portions, le vagin est bien soutenu sur les côtés et en arrière par un anneau musculaire de quelques millimètres de hauteur formé par les fibres du releveur de l'anus.

CHAPITRE II

Anatomie d'ensemble du petit bassin considéré au point de vue des lésions du plancher pelvien

D'après Hart et Barbour (1) le plancher pelvien peut se décomposer en deux segments. L'un pubien, l'autre sacré. Le premier comprend des tissus souples : la vessie, l'urèthre, la paroi vaginale antérieure et le péritoine vésical.

Il est fixé en avant à la symphyse pubienne, mais fixé lâchement, par le tissu adipeux rétro-pubien.

Le second segment ou segment postérieur est formé par le rectum, le périnée et du tissu aponévrotique et musculaire résistant. Il est fixé au coccyx et au sacrum. Hart et Barbour supposent donc deux segments qui diffèrent et par leur anatomie et par leur fixité.

Examinant ce qui se passe pendant le travail dans ces conditions, ils pensent que le segment pubien est tiré en haut et le segment sacré poussé en bas.

Ceux-ci, d'après eux, se comporteraient comme une porte à deux battants s'ouvrant en sens inverse, et les parties fœtales seraient l'individu qui, passant à travers cette porte, tirerait un des battants à lui pendant qu'il repousserait l'autre.

Partant encore de là, Hart et Barbour disent que, physio-

(1) Hart et Barbour. *Man. Gynec. Trad.* Crouzat. 1886.

logiquement, il y a dans le plancher pelvien une ligne de clivage qui est représentée par la fente vaginale.

Normalement, le segment postérieur n'a aucune tendance à glisser vers l'extérieur; mais, si la pression intra-abdominale venait, pour une raison quelconque, à augmenter, tout ce qui se trouve derrière cette ligne de clivage, tendrait à se déplacer de haut en bas.

Quoi qu'il en soit, il est un fait certain, c'est que les lésions du segment sacré peuvent être complètement indépendantes de celles du segment pubien, et que l'on peut voir des déformations de la paroi vaginale postérieure, sans lésions du segment pubien et des organes qu'il contient.

CHAPITRE III

Pathogénie et anatomie pathologique des lésions du segment pelvien postérieur

1° LÉSIONS DU PÉRINÉE SEUL

Une des lésions les plus fréquentes du segment sacré, est la rupture du périnée. On observe plusieurs degrés dans la déchirure : depuis l'éraflure simple de la muqueuse, jusqu'à la disparition complète de la cloison recto-vaginale, remplacée par une fente remontant plus ou moins haut vers le col de l'utérus et faisant communiquer le rectum et le vagin.

Le plus souvent et presque toujours, la lésion se borne à une déchirure peu profonde. Le rectum n'est pas intéressé. La muqueuse, le constricteur de la vulve, sont rompus, les fibres superficielles du sphincter anal externe sont quelquefois atteintes.

Alors le muscle transverse attire en dehors les lèvres de la plaie.

Dans ces cas ou bien on intervient ou bien on n'intervient pas.

Si l'on intervient, les surfaces avivées sont accolées par des sutures, et le périnée peut être réparé : on peut aussi échouer pour une cause ou une autre et la lésion évolue comme si l'on n'intervenait pas. Si la plaie est abandonnée à elle même, la plaie bourgeonne, se cicatrise, mais au lieu d'un périnée fort et résistant, la femme a un périnée mince et faible.

2o LÉSIONS ISOLÉES DE LA PAROI VAGINALE POSTÉRIEURE

Elles sont de trois sortes :

A. Colpocèle postérieure profonde ;

B. Colpocèle postérieure et inférieure ;

C. Colpocèle postérieure totale.

A. *Colpocèle postérieure et supérieure..* — Nous avons vu que la paroi vaginale postérieure n'était, normalement, dans sa partie supérieure, du côté du cul-de-sac vaginal postérieur, soutenue par aucun organe : derrière elle, en effet, à ce niveau, il n'y a que le cul-de-sac péritonéal de Douglas.

Or, cette portion de la paroi postérieure qui, normalement est légèrement dilatée, peut, dans un grand nombre de circonstances, être distendue. Les épanchements de sang, les inflammations des annexes, les ascites, etc., viennent la pousser en avant et il y a colpocèle de cette partie du vagin.

Le plus souvent, il est vrai, cette lésion n'existe pas tout à fait isolée. Il y a un très léger degré de prolapsus utérin, que favorise ce relâchement de la paroi vaginale.

B. *Colpocèle postérieure et inférieure.* — Celle-ci est peu fréquente, sans déchirure du périnée, c'est le plus souvent à la suite de cette déchirure que la muqueuse de cette partie du vagin, mal soutenue alors, vient faire hernie à la vulve. On a pendant longtemps assimilé à la colpocèle, la rectocèle. Mais aujourd'hui la plupart des auteurs reconnaissent qu'il peut y avoir prolapsus vaginal postérieur sans rectocèle, et nous avons pu constater avec M. Doléris, que la colpocèle avec rectocèle était une exception.

C. *Colpocèle postérieure totale.* — Il y a deux formes de colpocèle postérieure totale. Nous avons vu que le releveur de l'anus coupe le vagin par le milieu en passant obliquement sur ses côtés.

Or, M. Doléris nous a fait observer que ce muscle, quand il est normal, quand il est pourvu de toute sa tonicité, peut, en formant une sangle sous le rectum et le vagin, venir délimiter dans ce dernier conduit deux portions bien distinctes : une supérieure et une inférieure.

Si la paroi vaginale postérieure est flasque, distendue, on trouve alors, en introduisant le doigt dans le vagin, une dilatation à l'orifice, une constriction annulaire médiane, puis enfin, plus profondément, une large poche dans laquelle on remue à l'aise de côté et d'autre.

Le vagin est en bissac.

Dans un autre cas, le releveur de l'anus a été distendu, ses faisceaux sont ou dégénérés, ou parésiés, et il n'existe plus sur la paroi vaginale postérieure, de constriction annulaire médiane. La colpocèle est unique et les replis se continuent de haut en bas en cascade pour se terminer à la vulve par un dernier repli plus volumineux.

3° COLPOCÈLE POSTÉRIEURE COMPLIQUÉE DE PROLAPSUS UTÉRIN

Dans la plupart des cas, la colpocèle postérieure n'existe pas seule, elle est accompagnée d'un relâchement plus ou moins accentué des ligaments utéro-sacrés, d'un prolapsus utérin et de cystocèle.

Deux théories ont été proposées pour expliquer la série des lésions qui se succèdent du côté de l'appareil génital :

Celle de Emmet;

Celle de Savage.

Emmet (1) prétend que la paroi vaginale se relâche d'abord. Il y aurait colpocèle postérieure, puis, cette paroi vaginale tirerait par son poids sur les ligaments utéro-sacrés qui se distendraient. Consécutivement, l'utérus se mettrait en rétroversion et descendrait, entraînant à sa suite la vessie et l'urèthre, et produisant la cystocèle. Nous ne pouvons faire mieux que citer le texte d'Emmet : « Les replis de la paroi postérieure du vagin, dit-il, faisant prolapsus l'un après l'autre, le tissu connectif du bassin, à son tour, s'étend assez pour exercer une traction sur les parties placées plus haut, jusqu'à ce que, à la longue, l'utérus soit atteint; et aussitôt que les ligaments de l'utérus se sont allongés, l'utérus se met en rétroversion. Puis, la paroi antérieure du vagin fait prolapsus en avant en cystocèle. »

Cela est bien net.

Savage (2), au contraire, met le point de départ des lésions dans les ligaments utéro-sacrés.

D'après lui, ils se distendent, se relâchent, s'affaiblissent. L'utérus se met en rétroversion et descend, entraînant la vessie qui fait cystocèle. Enfin, la paroi vaginale postérieure, non soutenue par les ligaments utéro-sacrés, forme la colpocèle postérieure.

(1) EMMET. Trad. d'Olivier. Paris, 1887.
(1) SAVAGE. *Surgic, pathol. of the fem. pelv. org.*

4° COLPOCÈLE ET HYPERTROPHIE SIMPLE DU COL

Il existe une autre cause de prolapsus vaginal, c'est l'élongation hypertrophique du col. C'est Huguier qui l'a différenciée du prolapsus vrai de l'utérus.

L'utérus reste en place, bien fixé par ses ligaments. Mais le col s'allonge peu à peu en s'hypertrophiant. Il descend dans le vagin. Le doigt peut arriver sur lui de suite après avoir parcouru un chemin très court. Et aussi la main peut, en pratiquant le palper abdominal, sentir le fond de l'utérus resté à sa place. L'hystéromètre accuse un allongement de la cavité cervicale. En s'allongeant, le col entraîne le vagin qui se refléchit sur lui et produit un certain degré de colpocèle.

Nous ne nous occuperons ici que de la colpocèle postérieure totale.

CHAPITRE IV

Indications opératoires dans les cas de colpocèle postérieure

Etant donnés ces différents modes de prolapsus, on a imaginé nombre de procédés opératoires propres à y remédier.

On peut diviser les prolapsus, eu égard à leur traitement, en deux grandes catégories :

1° L'utérus a quitté sa position normale ou, les ligaments utéro-sacrés s'étant relâchés, l'utérus s'est mis en rétroversion, puis est descendu plus ou moins loin dans le vagin.

2° L'utérus est resté en place, les ligaments utéro-sacrés sont pas du tout ou peu relâchés.

1re Catégorie

Contre le prolapsus utérin accompagné de colpocèle, on a, il y a bien longtemps déjà, imaginé des opérations destinées à opposer aux organes procidents une barrière efficace, formée par un renforcement périnéal.

Trotula, le premier, d'après M. le professeur Verneuil, aurait été l'inventeur d'une périnéorraphie. Il aurait même eu l'idée de combattre par cette restauration périnéale des chutes consécutives de la paroi vaginale postérieure.

Longtemps après lui, Ambroise Paré, sans connaître, paraît-il, les travaux de son prédécesseur, propose l'opération de la périnéorraphie.

Puis vinrent Guillemeau, de la Motte, Brandes, Dupuytren, Diffenbach, Noël, Saucerotte, Antoine et Paul Dubois. Ce n'est que lorsque parut le mémoire de Roux, en 1834, que la périnéorraphie fut franchement acceptée.

La première opération qui fut faite pour remédier à la colpocèle postérieure, mais là encore accompagnée de prolapsus utérin, fut, en 1832, l'épisiorraphie de Frike, de Hambourg.

Il enlevait les petites lèvres, avivait la partie des grandes lèvres qui se trouve au niveau de la fourchette et au-dessus, et suturait l'une à l'autre les parties cruentées.

Cette opération qui, paraît-il, donna trois succès à Frike et quatre à Geddengs, de Charleston, en 1839, dut être rejetée. Elle était défectueuse par plusieurs côtés. Ou bien l'opération réussissait, et alors la barrière opposée par les lèvres suturées était trop faible et se laissait distendre, ou bien les sutures cédaient à la fourchette et il se formait là une fistule. Ou bien encore l'orifice, laissé en avant, entre les parties antérieures des grandes lèvres, se distendait et donnait passage au vagin prolabé.

Puis vinrent les avivements de la paroi vaginale propre, avivements variant de formes, portant sur une plus ou moins grande surface, et situés sur une partie plus ou moins profonde de la paroi postérieure.

Enfin on en vint aux opérations portant en même temps sur le vagin et le périnée, tendant à refaire un périnée en même temps qu'elles contribuaient à rétrécir le conduit vaginal.

Baker Brown, d'après Schrœder, a le premier cherché à opérer, non seulement en établissant un plancher pelvien épais, résistant et inflexible, mais en faisant un nouveau périnée.

Il avivait, à partir de la commissure postérieure du vagin, jusqu'à une très petite profondeur sur la partie vaginale postérieure ; puis il réunissait les surfaces par un grand nombre de sutures enchevillées et d'épingles, ces dernières n'intéressant que le périnée.

Le périnée gagnait ainsi en longueur, mais la cicatrice ne pénétrait que très peu dans le vagin.

Cette opération était insuffisante; elle ne faisait qu'allonger le périnée. Du reste, ce dernier était distendu par la poche formée derrière lui par le vagin. Celui-ci n'étant pas rétréci, comme le fait observer Emmet, venait par ses replis presser sur la barrière factice qu'on lui avait opposée.

Aujourd'hui, le prolapsus utéro-vaginal est combattu par une série d'opérations dont le premier temps porte sur la paroi vaginale antérieure.

Ce premier temps est appelé colporraphie antérieure, le second temps porte sur l'utérus lui-même, que l'on est la plupart du temps forcé de ramener en avant et en haut, soit par l'opération d'Alexander, soit par l'hystéropexie abdominale. Enfin, le troisième temps porte sur la paroi vaginale postérieure et le périnée.

Un grand nombre de procédés, que nous décrivons en détail plus loin, sont aujourd'hui mis en pratique pour tendre et diminuer la paroi postérieure du vagin, et pour refaire un périnée. Simon, Hegar, Bischoff, Schrœder, Martin, Emmet, Lawson-Tait, ont vanté chacun des procédés qu'ils ont imaginés, et qui remplissent pour ainsi dire un même but qui est, par le rétrécissement du vagin, le soutien du segment pelvien antérieur.

2e catégorie

Cette catégorie comprend les cas où l'utérus étant en place, ou à peine descendu, la paroi postérieure du vagin forme colpocèle.

Nous avons vu dans la pathogénie de la colpocèle postérieure qu'on en pouvait distinguer deux sortes! Une colpocèle postérieure profonde et une totale.

Les différents auteurs que nous avons cités, pratiquent encore dans ce cas les opérations vagino-perinéales qu'ils font dans le cas de prolapsus utéro-vaginal et cela indifféremment, qu'il y ait colpocèle postérieure profonde ou colpocèle postérieure totale. Telle ne doit pas être, d'après nous, la façon de procéder.

Dans la colpocèle profonde, on doit se contenter d'une colporraphie postérieure ovalaire, portant sur le cul-de-sac postérieur ou vagin.

Dans le cas de colpocèle postérieure totale avec périnée insuffisant et sans prolapsus utérin, on doit pratiquer la colpopérinéorraphie et de tous les procédés, celui auquel nous donnons la préférence est celui de M. le Dr Doléris, c'est-à-dire la colpopérinéoplastie par glissement. Nous décrirons en détail ce procédé après avoir parlé des autres et nous en ferons valoir les avantages.

CHAPITRE V

Description des procédés opératoires employés dans les cas de colpocèle postérieure avec insuffisance périnéale.

Procédé de Simon

C'est à Simon (1871) que nous devons la colporraphie postérieure avec restauration du périnée.

Simon agit comme Baker Brown, mais pénètre bien plus profondément que lui dans le vagin. Sa surface avivée présente un périmètre de forme pentagonale, ayant une base de cinq à six centimètres à l'endroit de la fourchette. Elle se prolonge dans le vagin de six à sept centimètres.

A son sommet, qui est profond, la surface a perdu en largeur, un centimètre.

La hauteur du trajet est plus ou moins considérable.

Sa base a une forme courbe pour faciliter la coaptation des lèvres de la plaie.

La façon d'aviver est la suivante :

Un aide introduit le doigt dans le rectum et fait saillir la partie profonde de la paroi vaginale postérieure. L'angle supérieur de la plaie, ouvert en bas, est formé par deux lignes divergentes et on dissèque en tirant en avant le lambeau.

Pour placer des sutures, Simon place d'abord deux fils traversant l'angle A (figure 1), puis, alternativement, il place en descendant vers la commissure vulvaire, une série de fils profonds et superficiels alternant DC D'C'.

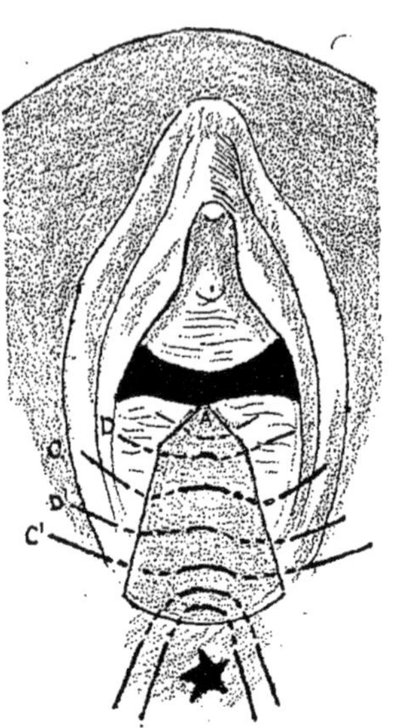

Fig. 1. — Procédé de Simon.

Les fils périnéaux sont placés de même alternativement, profonds et superficiels.

Les sutures vaginales sont faites au fil de soie et jouent d'après Hegar le rôle principal.

Les fils périnéaux ne doivent pas pénétrer à une profondeur excédant un centimètre et demi.

Procédé de Hegar (1873)

Hegar l'appelle Périnéauxésis. Sa surface d'avivement a la forme d'un triangle (fig. 2).

Plus la masse prolabée est considérable, plus sont grandes les dimensions de cette surface.

Dans les cas légers de colpocèle, il suffit, d'après Hegar lui-même, d'aviver un triangle présentant de six à sept centimètres de large au niveau de sa base et une hauteur de sept centimètres.

Quand le prolapsus est très accentué, la base doit mesurer huit centimètres, la hauteur neuf. Disons en passant, qu'aujourd'hui, les surfaces d'avivement sont beaucoup plus étendues dans certains cas.

Hegar fait prendre à la malade le decubitus dorsal. Il attire la paroi postérieure en avant par une pince placée là où doit être le sommet du triangle. Il dissèque au bistouri. Si la

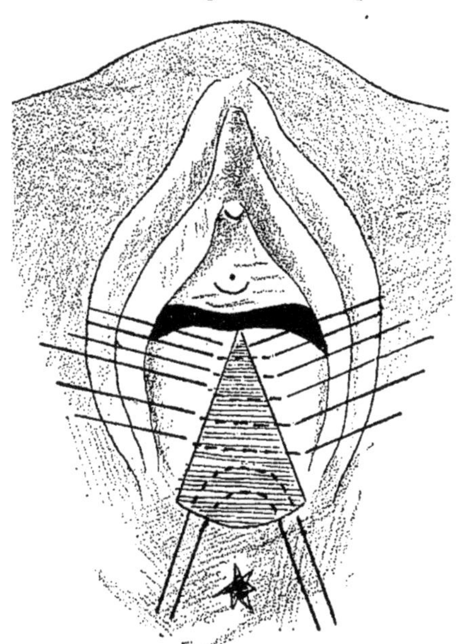

FIG. 2. — Procédé de HEGAR.

cloison est mince, un doigt placé dans le rectum guidera la main qui dissèque et donnera plus de sécurité. Enfin une fois l'avivement terminé, on égalise la plaie avec les ciseaux.

Schrœder prétend que Hegar ne met que des sutures profondes.

Hegar lui-même dit qu'il place des sutures profondes et superficielles (1).

Les fils dont il se sert sont des fils d'argent. Aujourd'hui que les fils de soie sont presque exclusivement employés, on peut dire que c'est un des défauts du procédé d'Hegar. Les fils d'argent coupent les tissus. Les fils de soie peuvent être laissés plus longtemps en place, comme le prouvent les fils oubliés par hasard. On a encore reproché à Hegar de faire un avivement tel que les parties à suturer sont difficiles à réunir et que, une fois réunies, les lèvres de cet avivement, coupées par les fils, forment en s'éloignant des solutions de continuité très difficiles à combler (MARTIN).

PROCÉDÉ DE BISCHOFF.

Bien avant Martin, dont nous examinerons le procédé tout à l'heure, Bischoff avait eu l'idée de respecter dans sa colpopérinéorraphie la colonne postérieure du vagin.

Son procédé est fort bien décrit par Hegar et Kaltenbach auxquels nous empruntons ce compte rendu. Bischoff, disent ces auteurs, saisit avec une pince l'extrémité antérieure de la colonne vaginale et l'isole de la cloison recto-vaginale en la disséquant d'avant en arrière, et en formant avec elle un lambeau qu'il relève, au fur et à mesure qu'il dissèque, vers la partie antérieure du vagin. Puis il la confie à un aide.

Le lambeau ainsi formé présente une base encore adhérente. De chaque côté de cette base (fig. 3), il fait partir une

(1) HEGAR et KALTENBACH. *Gyn. opér.*

incision latérale courbe qui va jusqu'au milieu de la petite lèvre. Il réunit les extrémités libres de ces incisions par une autre incision en croissant, transversalement située, au niveau de la fourchette, et présentant une convexité inférieure.

Enfin il avive toute la surface comprise entre les incisions. Il avive en arrachant et en égalisant aux ciseaux.

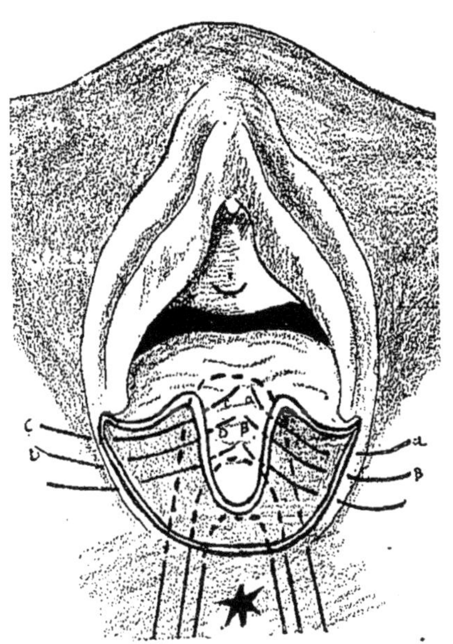

FIG. 3. — Procédé de BISCHOFF.

Pour terminer il fixe par des sutures, les lèvres du lambeau formé par la colonne aux lèvres des incisions latérales, puis il pose des fils périnéaux profonds. Bischoff faisait autrefois des sutures vaginales à la soie et des sutures périnéales au fil d'argent. Plus tard il les fit au catgut en sutures à étages.

On reproche à ce procédé de donner une commissure vulvaire située en un point plus élevé et plus antérieur qu'à l'état normal.

Hegar et Kaltenbach lui reprochent ses sutures perdues. Ce défaut n'en est pas un, car le catgut se résorbe.

Procédé de Lossen (1).

Nous ne nous arrêterons pas sur les deux procédés suivants, ce ne sont que de légères modifications du procédé de Simon.

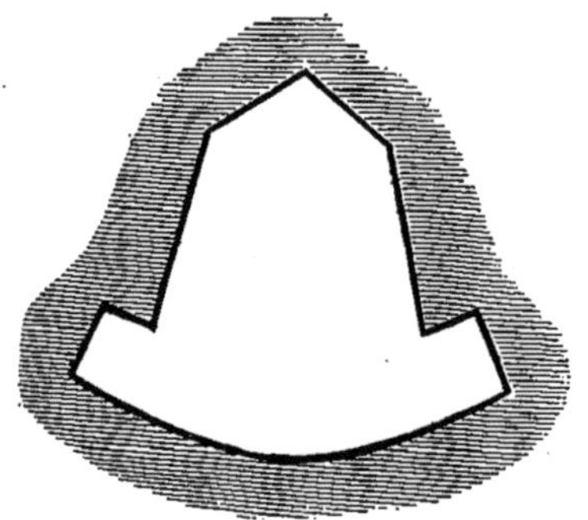

Fig. 4. — Avivement de Simon, modifié par Lossen.

En 1879, Lossen modifia la forme de la surface d'avivement en coupant les côtés latéraux en forme d'angles rentrants.

(1) Lossen, *Berl. Klin. Woch*, 1879, nº 40.

PROCÉDÉ DE FRITSCH

En 1888, Fritsch la modifia à son tour en ouvrant davantage les angles *d* de Lossen (fig. 5).

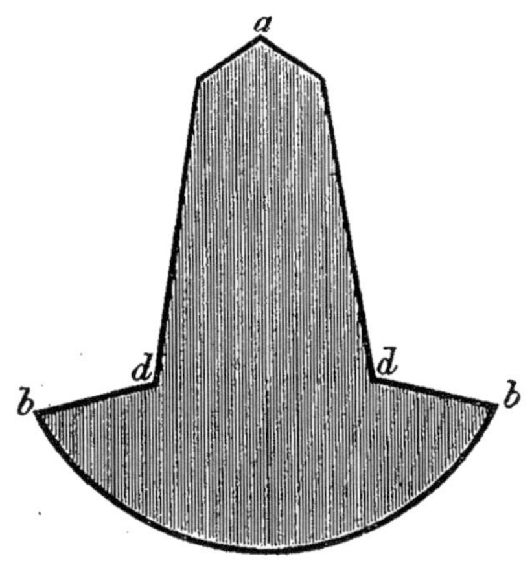

FIG. 5 — Colporraphie postérieure. Procédé de FRITSCH

PROCÉDÉ DE MARTIN.

Martin conserve comme Bischoff la colonne vaginale postérieure, mais sans la détacher des plans sous-jacents pour en former un lambeau. La colpopérinéorraphie se fait en deux temps :

1er Temps, élytrorraphie.

2e Temps, périnéauxésis.

Elytrorraphie. — Martin fait ses incisions sur les parties latérales de la colonne. Pour cela il attire à lui, avec une pince fixée dans le cul-de-sac postérieur, la paroi correspondante du vagin. Avec deux autres pinces placées à l'extrémité de la colonne, il tend cette dernière.

Puis une fois les deux incisions parallèles à la colonne

pratiquées, il en fait deux autres identiques aux incisions latérales de Bischoff, et il avive de chaque côté de la colonne soit avec le bistouri, soit avec des ciseaux (fig. 6).

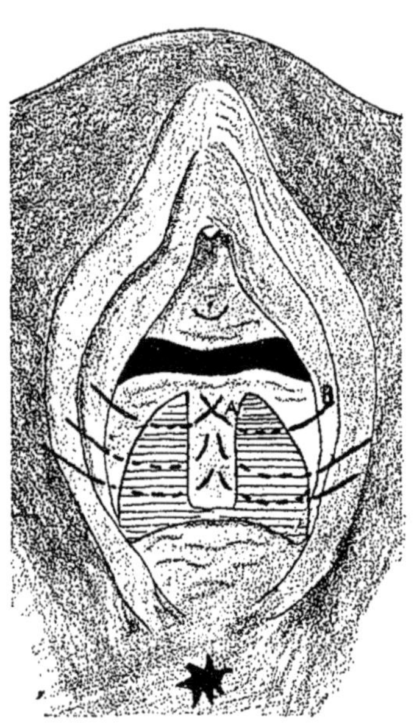

Fig. 6. — Procédé de Martin.

Ensuite il place des sutures en réunissant les lèvres du lambeau formé par la colonne du vagin aux lèvres correspondantes des incisions latérales, B à B, A à A ; la colonne vaginale est ainsi élevée et vient se placer vers le milieu de la hauteur des parois latérales du vagin.

Martin prétend que par cet avivement double, il y a une tension qui nuit beaucoup moins à la cicatrisation que dans les autres procédés, parce qu'elle se partage en deux forces parallèles. Martin trouve toujours facilement la colonne vaginale, sinon à la surface, du moins dans la profondeur même de la cloison, dans les prolapsus très anciens.

Périnéauxésis. — Pour faire la seconde partie de son opération, Martin pratique deux nouvelles incisions qui circonscrivent une sorte de losange (fig. 7). Puis il avive la surface circonscrite. Enfin il place les sutures. Il commence par l'angle supérieur (fig. 7) angle III. Il enfonce son aiguille en B, la fait ressortir en A, la repique également en A un peu plus loin et la fait ressortir en B'. En faisant ressor-

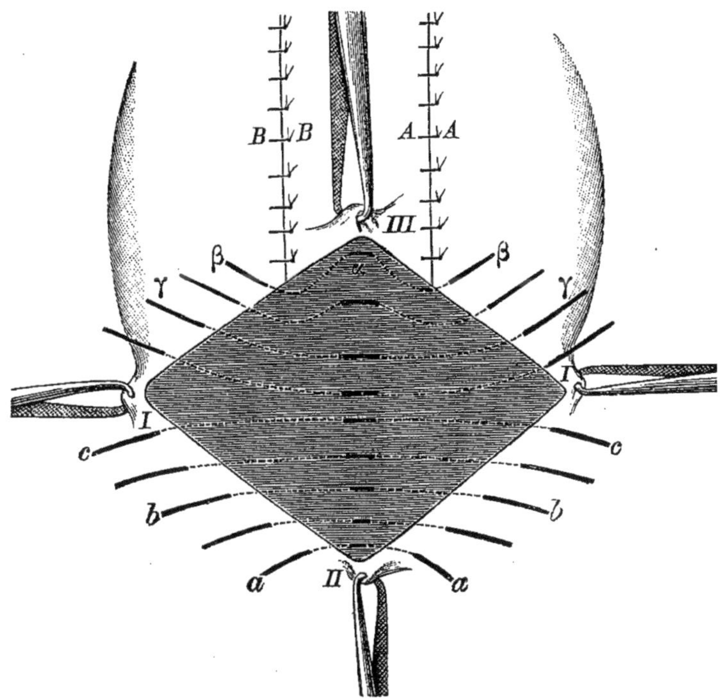

Fig. 7. — Deuxième temps. — Périnéauxésis consécutive à l'élytrorrhaphie.

I-I Points extrêmes de l'avivement latéral au niveau de l'introïtus.

II Partie moyenne de la section qui embrasse la fourchette, immédiatement au devant de l'anus.

III Extrémité inférieure de la colonne vaginale postérieure.

tir l'aiguille en A, il enfonce ainsi avec les tissus médians l'extrémité libre de la colonne qui ainsi se trouve recouverte. Une fois cette suture posée, il place les suivantes par le même procédé. Martin se sert de la suture continue au catgut pour le vagin, mais pour le périnée il se sert de sutures entrecoupées, également au catgut.

Ce catgut est préparé selon le procédé de Bröse. Il doit séjourner huit jours dans le sublimé à 1 0/00 et être conservé dans de l'essence de genièvre.

Comme traitement consécutif, Martin laisse ses opérées trois semaines au lit, les membres inférieurs liés ensemble. Il ne fait pas d'irrigations vaginales et se contente de laver la région vulvaire après chaque émission d'urine en écartant un peu les cuisses.

Au bout de quinze jours il donne la première injection, vaginale et au bout de vingt et un jours la malade sort.

On a reproché au procédé de Martin de ne pas donner de solidité suffisante au niveau de l'orifice vaginal.

Procédé d'Emmet

Emmet fait une incision transversale au point culminant de la colpocèle. Il la conduit latéralement sur les grandes lèvres jusqu'au niveau des caroncules. Il fait une autre incision à convexité inférieure au-dessous de la commissure postérieure, entre elle et l'anus.

Son procédé n'est original que par sa façon de placer les sutures.

La suture 1 est introduite très près de l'anus, et son trajet à travers la paroi vaginale est indiqué en pointillé dans la figure 8. De même pour les sutures deux et trois. — Le trajet des sutures supérieures est plus compliqué. La suture 4 entre en G, ressort en E', rentre en E, sort en D'' rentre en D' et enfin sort en D.

Quant à la suture 5 elle entre en S', sort en S, entre en R', sort en R, rentre en C' et ressort en C.

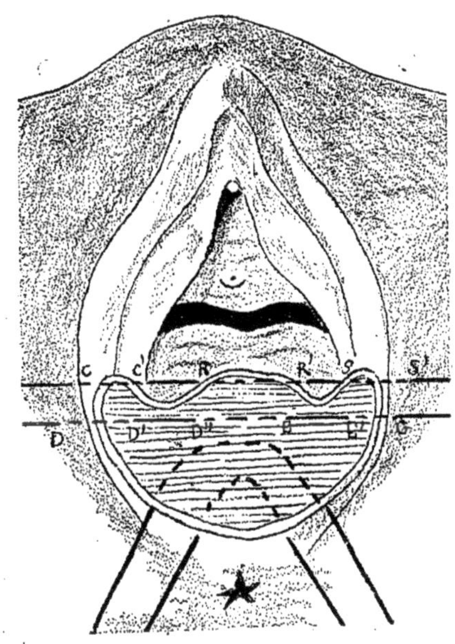

Fig. 8. — Procédé d'Emmet.

Cette dernière suture est destinée d'après Emmet à tirer en avant la lèvre avivée de la colonne postérieure du vagin et à en faire un capuchon qui protège le bord de la plaie mis en contact par la suture précédente 4.

Emmet emploie pour ses sutures du fil d'argent assez gros pour donner plus de soutien aux parties. Le procédé n'agit que sur le périnée et trop peu sur le vagin.

Procédé de Schroeder

Schroeder de Berlin fait tirer en avant le cul-de-sac postérieur avec une pince et tend la paroi postérieure du vagin.

Du sommet de la surface d'avivement, situé dans le point le plus élevé du cul-de-sac vaginal, il fait partir deux incisions courbes, se séparant sous un angle plus ou moins ouvert suivant la surface à aviver. La concavité de ces lignes regarde en haut (fig. 9).

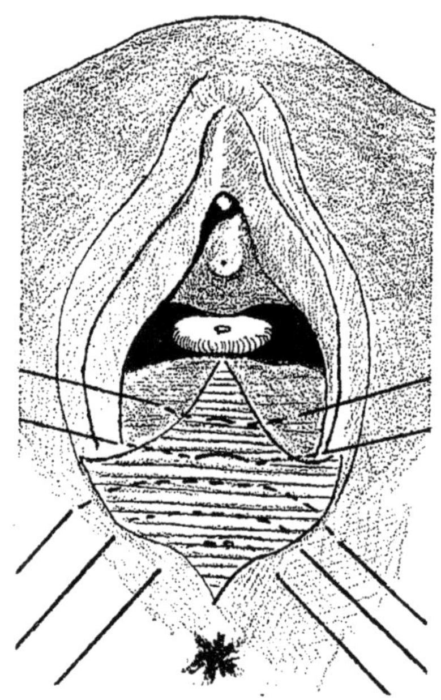

Fig. 9. — Procédé de Schroeder.

Elles se dirigent vers la vulve et rencontrent sur les grandes lèvres, à angle très aigu, les extrémités des deux autres lignes courbes périnéales.

Ces incisions périnéales ont une forme d'S allongée; ces deux S s'unissent l'une à l'autre devant l'anus par une de leurs extrémités et rejoignent les deux premières lignes par l'autre.

Schroeder veut, en faisant un angle d'avivement très aigu au-devant de l'anus, éviter que la peau ne forme une espèce de poche au-devant du périnée.

La surface à aviver est très grande et il y a souvent de fortes hémorragies.

Schroeder fait des sutures superficielles continues au catgut et des sutures profondes à la soie, les sutures périnéales sont laissées par lui quatre ou cinq jours seulement.

Quant aux sutures vaginales il les laisse très longtemps, quelquefois plusieurs semaines.

Procédé de Lawson Tait

Il est très bien exposé dans l'ouvrage de gynécologie de MM. Vuillet et Lutaud. Dans son procédé, Tait remonte la fourchette et la paroi postérieure du vagin sans les intéresser dans l'opération. Elle est presque exclusivement périnéale.

Les instruments employés sont des ciseaux coudés, une aiguille à manche, du fil d'argent. La patiente est placée dans le decubitus dorsal, deux aides tiennent les jambes.

L'opérateur introduit deux doigts de la main gauche dans le rectum.

Ils doivent distendre transversalement la région ano-vulvaire et faire saillir le septum vulvo-anal, la commissure postérieure et l'extrémité inférieure du vagin.

La section d'avivement pratiquée près de l'anus est parallèle au segment inférieur de l'anneau vulvaire (fig. 10).

Elle doit être faite en deux coups de ciseaux.

L'opérateur enfonce à une profondeur d'un centimètre, la pointe aiguë des ciseaux sur le milieu du septum vulvo-anal.

Les doigts placés dans le rectum, guident son trajet.

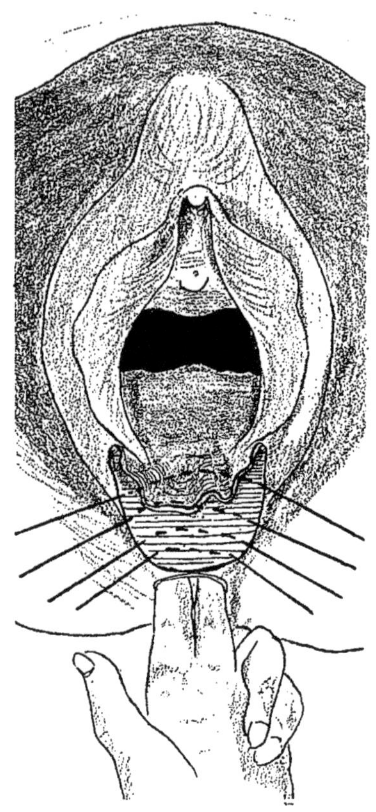

Fig. 10.

Une fois la lame enfoncée, les ciseaux, maniés dans différentes directions, font à petite section l'incision décrite.

La limite supérieure de l'incision varie suivant le degré de rétrécissement que l'on veut obtenir.

Aussitôt libéré, le lambeau vaginal se rétracte, remonte et la plaie prend la forme d'un croissant dont le corps est au périnée et les cornes sur les côtés de la vulve.

Le lambeau rétracté surplombe la partie mise à nu, à la façon d'un avant-toit. Le croissant doit avoir son maximum de profondeur là où il a son maximum de largeur, c'est-à-dire sur la ligne médiane; on le creuse à ce niveau à petits coups de ciseaux.

Pour les sutures, Tait se sert de fils d'argent.

Chaque fil est long de vingt centimètres.

L'une de ses extrémités est perforée et munie d'un petit ressort fait avec un bout de fil d'argent entouré en spiral.

Les fils sont placés de bas en haut.

L'aiguille entre, non dans la peau, mais directement dans les tissus avivés près de leur limite externe. Les doigts qui sont dans le rectum la conduisent à travers la profondeur du périnée jusqu'à ce qu'elle ressorte au point symétrique opposé. On enfile le fil, on retire l'aiguille et on fait la suture en passant l'extrémité du fil non munie de plomb dans le ressort en argent, puis dans le trou de la grenaille, on tire ferme et on pince la grenaille sur le fil.

On place ainsi quatre ou cinq fils.

Le lambeau vaginal n'est pas réséqué.

Il forme sur la suture une sorte de bourrelet libre.

L'exclusion de la peau dans le mode de réunion ne paraît pas empêcher la première intention.

D'après Tait l'exclusion de la peau dans les sutures supprimerait les douleurs locales que ressentent ordinairement les malades à leur réveil. Tait retire les fils du huitième au neuvième jour.

Le procédé de Tait ne permet que de fabriquer, comme le fait observer M. Doléris (1), une sorte d'opercule incomplet, obturant la demi-lumière inférieure de l'orifice vulvaire. Mais on peut lui reprocher, comme aux procédés de Baker Brown et d'Emmet, de laisser derrière cet opercule insuffisant, un sinus plus ou moins profond et une paroi vaginale flasque, vallonnée, qui ne soutient pas le segment pelvien antérieur.

Procédé de M. Doléris

Appelée par l'auteur colpopérinéoplastie par glissement, cette opération n'a point d'analogue, et contrairement à la pratique de Tait, qui relâche le vagin en remontant la commissure, elle réalise au contraire la restauration d'une sangle élytropérinéale tendue et solide, épaisse surtout au niveau du périnée et capable de doubler efficacement le plancher pelvien.

L'opération consiste en un dédoublement de la paroi recto-vaginale et en tractions pratiquées sur la paroi vaginale postérieure, qu'on attire à la vulve. Par la façon dont on place les fils on reconstitue un périnée plus que suffisant.

Cette opération ne peut et ne doit être pratiquée que dans les cas de colpocèle totale sans prolapsus utérin, sans relâchement des ligaments utéro-sacrés.

En cas contraire, il faut y renoncer et choisir un autre procédé opératoire. Et cela est facile à comprendre, car les tractions pratiquées sur la paroi vaginale postérieure agissent aussi sur l'utérus, et s'il a tendance à prolaber, il cède aux tractions.

(1) *Journ. arch. d'Obst et de Gynécolog.*, 25 août 1889, p. 344.

On ne fait ainsi qu'aggraver un état pathologique auquel on voudrait remédier. Donc, avant de pratiquer cette opération, il faudra attentivement étudier la situation de l'utérus, le degré de fixité du col, l'intégrité des ligaments utéro-sacrés.

Description du procédé

La figure 11 montre la colpocèle compliquant une absence presque totale du périnée.

Premier temps. — Le premier temps opératoire consiste à tracer une incision courbe à la limite de la peau et de la muqueuse. Elle va de *a* à *a* et doit être faite au bistouri. Elle doit être assez profonde.

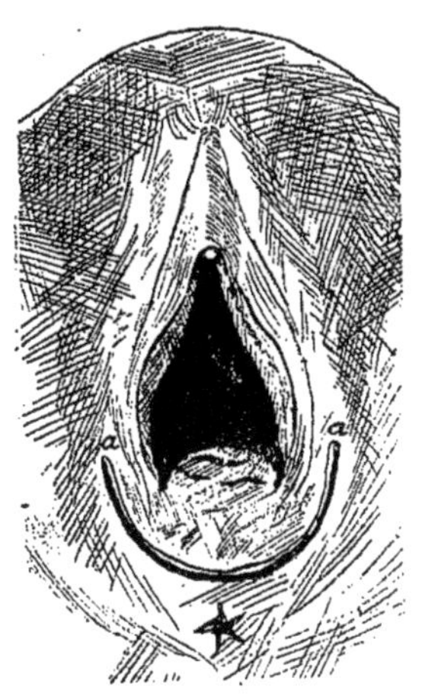

Fig. 11. — Premier temps du procédé de Doléris.

Deuxième temps. — Le deuxième temps de l'opération consiste en la dissection de la lèvre supérieure muqueuse de l'incision. On commence en donnant quelques légers coups de bistouri. Cette lèvre est ensuite saisie en D avec une pince ou un crochet (fig. 12), et relevée vers le pubis. On détruit au bistouri les tissus de cicatrice du périnée et, une fois que l'opérateur est certain d'avoir libéré les adhé-

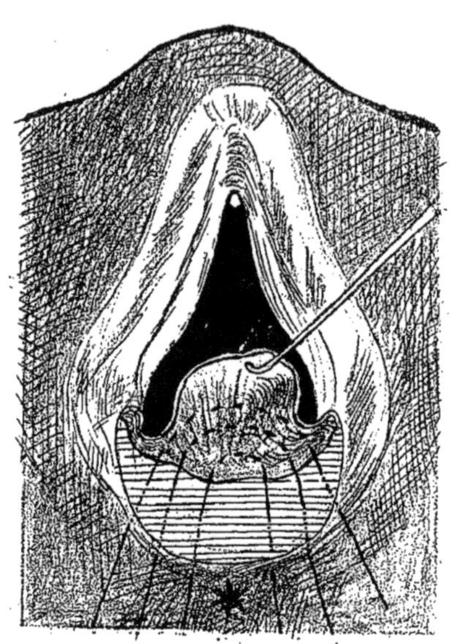

Fig. 12. — Deuxième temps du procédé de Doléris.

rences cicatricielles, il laisse le bistouri et ne se sert plus que de l'index de la main gauche, qui s'engage lentement en fouillant les tissus et en séparant la paroi vaginale de la paroi rectale. Cette séparation est portée jusqu'au point destiné à limiter la perte de substance que doit subir la paroi vaginale.

Or, ce point est destiné à être attiré en avant et à être affronté avec le rebord cutané de l'incision première.

Troisième temps. — L'affrontement s'opère grâce au placement spécial des sutures. Trois fils suffisent.

M. Doléris choisit de préférence du gros crin de Florence, monté sur des aiguilles courbes.

Le premier fil est le plus médian. L'aiguille pénètre latéralement à gauche de l'anus, chemine profondément dans les tissus et vient accrocher le lambeau vaginal, tout près du point extrême du décollement. Pour cela l'aiguille transperce le lambeau à gauche, pénètre ainsi dans le vagin, retraverse le lambeau à droite et, plongeant dans les tissus avivés, vient ressortir à droite de l'anus. On peut se dispenser de pénétrer dans le vagin et se contenter d'accrocher seulement la face profonde du lambeau vaginal.

Comme la figure le montre, l'anse du premier fil étant serrée, doit attirer la paroi vaginale vers la commissure vulvaire et en même temps affronter les rebords opposés à la lèvre cutanée de l'incision. Le deuxième fil est placé d'une

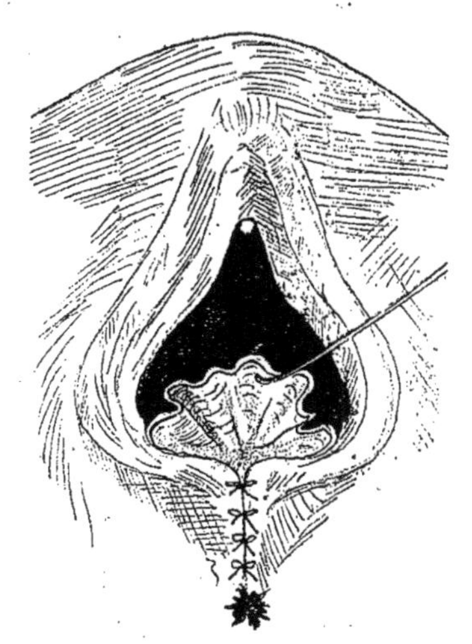

Fig. 13. Quatrième temps du procédé de Doléris.

façon analogue et un peu plus en dehors. La troisième suture est appliquée de même.

Quatrième temps. — Cela étant fait, il ne reste plus qu'à réséquer le lambeau flottant qui offre assez bien l'aspect d'une épiglotte (fig. 13). On l'enlève avec les ciseaux ou le bistouri, par une section transversale, en ayant soin de ne pas raser les fils de trop près.

Cinquième temps. — Lorsque l'opérateur est arrivé à ce moment de l'opération, il a le choix entre deux façons de

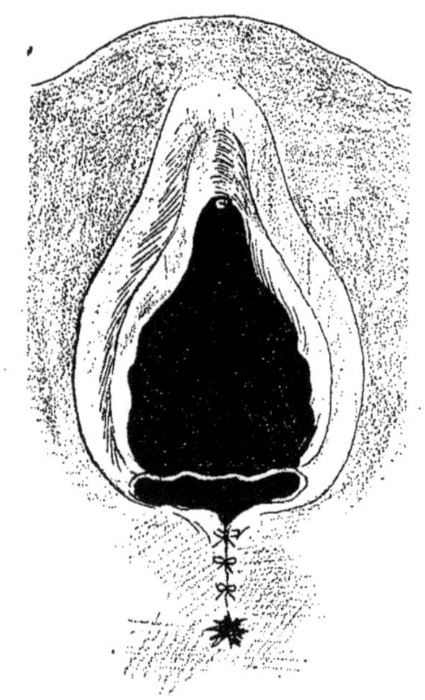

Fig. 14. — Cinquième temps du procédé de Doléris.

procéder. Ou bien il peut réunir par une suture continue les deux lèvres muqueuse et cutanée de la plaie oblongue et transversale que l'on voit dans la figure 14, ou bien il peut continuer à unir par des sutures interrompues au crin, les surfaces opposées de l'avivement.

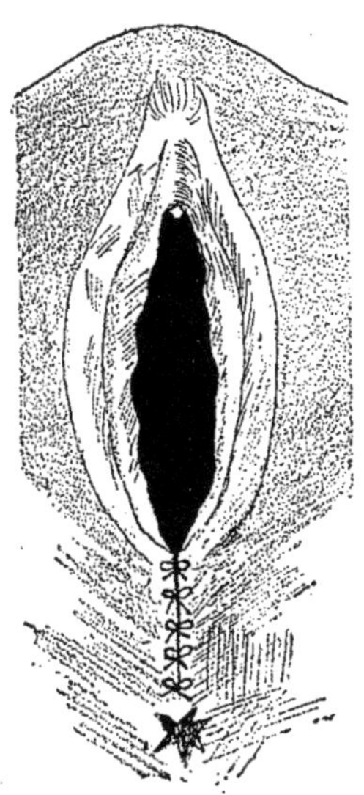

FIG. 15. — Résultat du procédé de DOLÉRIS.

La figure 15 montre le résultat obtenu par cette seconde façon de procéder.

CHAPITRE VI

Conclusion

L'opération pratiquée par M. le Dr Doléris est, comme on le voit, d'une grande simplicité, d'une grande rapidité d'exécution. N'est-ce pas aussi un grand point à considérer que cette possibilité de laisser le vagin à l'abri du contact des fils? Point n'est besoin, après cette opération, de pratiquer ces injections vaginales répétées qui sont nécessaires lorsqu'une opération a porté sur la muqueuse vaginale à une certaine profondeur. On remarquera aussi qu'en adoptant ce procédé opératoire, on est dispensé d'une corvée pénible pour l'opérateur et douloureuse pour la patiente, c'est-à-dire de l'ablation des fils vaginaux qu'il faut aller chercher tout au fond du vagin. Quand il faut, au bout de quelques jours, distendre avec des écarteurs, avec des valves un vagin douloureux, dont les plaies ne sont pas complètement cicatrisées, quand il faut rechercher dans les replis de la muqueuse et sur la plaie les fils qui, ayant coupé légèrement les tissus, ont disparu dans leur profondeur, ce n'est pas toujours chose facile. Combien de chances, aussi, l'opérateur a-t-il d'oublier un fil qui peut retarder la guérison et faire souffrir la malade. Dans le procédé de M. Doléris, tous les fils sont au dehors, au périnée. Les lavages de la plaie sont faciles à faire et l'ablation des fils est chose toute simple. Au point de vue curatif, par les beaux résultats obtenus et contrôlés dans la suite, cette opération a fait ses preuves.

La paroi vaginale, attirée en avant et tendue autant que possible, est fixée à la vulve. Elle présente alors un ferme soutien à l'utérus et à la vessie, et combat la tendance au prolapsus de ces organes.

Si, par hasard, il y a une rectocèle, ce que l'on constatera en pratiquant le toucher rectal, ce ne sera pas une contre-indication à cette opération, au contraire. La paroi vaginale, tendue au devant du rectum, ne pourra que le maintenir et combattre sa tendance à faire hernie à la vulve.

En résumé, chaque fois que l'on se trouvera en présence d'une colpocèle postérieure totale avec insuffisance du périnée, et qu'avec ces lésions on aura constaté que l'utérus est en place ou peu prolabé, que les ligaments utéro-sacrés sont courts et sains, la colpopérinéoplastie par glissement, procédé de M. Doléris, devra être, à notre avis, le procédé de choix. On réservera les autres procédés, dont nous avons parlé, pour les cas complexes où l'utérus est abaissé, où le prolapsus vaginal est total, où le col a besoin d'être touché, car dans ces cas quelques fils vaginaux de plus ou de moins ne pourront aggraver la situation, et les procédés de Hegar, Simon, Martin etc., rétrécissant simplement le vagin sans le tendre d'avant en arrière, n'auront qu'une action favorable sur l'utérus.

OBSERVATIONS

Observation I

Madame X..., femme d'origine anglaise, est adressée par M. le Dr Foogt à M. Doléris.

Le père de cette malade est bien portant, la mère également. Les sœurs jouissent d'une bonne santé.

Madame X... n'a pas eu de maladie dans son enfance. Elle a été réglée à 13 ans, et ses règles vinrent facilement, sans malaise.

Elle vit une fois, et après la première apparition les règles disparurent pendant un an. Au bout d'un an, elle vit ses règles revenir et depuis cette époque elle est bien réglée.

Elle n'a pas de leucorrhée.

A 19 ans elle se maria et devint immédiatement enceinte. Cette première grossesse fut normale.

Elle accoucha à terme, après douze heures de travail, d'un enfant assez petit. Il n'y eut pas d'hémorragie. La mère resta quinze jours au lit. Elle fut nourrice.

Cette couche fut suivie d'une certaine faiblesse et madame X... sentait une sorte de saillie aux organes génitaux externes. Le coït n'était pas douloureux.

Deux ans après cette couche, madame X... devint de nouveau enceinte. Cette deuxième grossesse fut normale. Mêmes conditions, mêmes suites.

A la suite, la faiblesse générale et locale augmenta. La longue marche devint impossible, de même que la station debout. La malade ne pouvait que difficilement soulever un poids.

Dix-huit mois après la deuxième couche, la malade devint de nouveau enceinte. — Cette troisième grossesse fut bonne. Accouchement à terme d'un enfant très gros. La mère nourrit. A la suite, la faiblesse s'accentua.

L'enfant a aujourd'hui 4 ans.

Il y a deux ans, la malade fut exposée au froid. Elle toussa. La toux lui produisait une drôle d'impression, dit-elle. — Elle consulta un médecin, le Dr R..., de Londres, qui lui mit un pessaire, en lui disant qu'elle était atteinte d'un prolapsus utérin complet.

La malade se sentit soulagée. Mais elle resta impotente, couchée sur un divan, ne pouvant marcher, ni se tenir debout.

Subitement, en soulevant un poids il y a dix-huit mois, la malade sentit une sorte de craquement dans l'aine droite et vit une petite grosseur se former dans la région.

Le même médecin diagnostiqua une hernie inguinale et fit porter un bandage.

Quatre mois après, la malade remarqua une grosseur semblable du côté gauche.

On lui fit porter alors un double bandage herniaire.

La malade, lasse de son bandage et de son pessaire, vient à Paris. Elle ne sent pas de soulagement réel de ces bandages.

Elle est lourde, impotente.

C'est une femme grande, mince, pâle.

Elle entre dans le service au mois de novembre 1888.

Elle est préparée par des injections au sublimé et des tampons d'iodoforme.

Le 11 décembre 1888, on l'opère.

Après chloroformisation, M. Doléris fait des tentatives de réduction de l'utérus. Elles montrent qu'il existe de fortes adhérences constituées par les ovaires et les trompes, surtout du côté droit. Ces adhérences maintiennent l'utérus en rétroversion.

La longueur de la cavité utérine est de 7 centimètres.

On procède à l'opération.

Curage. — Colporraphie antérieure. Décollement d'un lambeau de 10 à 15 centimètres. Longue suture à la soie.

Colpopérinéoplastie par glissement avec sutures au crin.

Double Alexander.

Pour le raccourcissement des ligaments ronds, on commence à gauche. On trouve là une hernie graineuse sans épiploon.

A droite, la recherche du ligament est assez longue. On résèque 10 à 15 cent. de ligaments et on pratique avec du catgut les sutures des ligaments aux piliers.

La peau est suturée aux crins et on fait du drainage.

Suites. — Les suites de l'opération ont été constamment apyrétiques. La réunion de la plaie gauche de l'Alexander n'a pas été par première intention. Il y a eu un peu de pus.

Le 20 décembre 1888. Le périnée est très bien. L'ablation des fils est pratiquée.

Le 25 décembre. Ablation des fils de la colporraphie antérieure. La malade est très bien, en parfait état.

Les plaies inguinales sont bien cicatrisées et solides.

La malade sort du service le 1er janvier 1889.

La malade a été revue par M. Doléris un an après. Son périnée à cette époque était très bien reformé, très solide. La paroi vaginale postérieure était bien tendue, et l'utérus était en bonne position.

Observation II

Madame P..., entre dans le service le 10 janvier 1889.

Son père et sa mère se portent bien, son frère également. Elle n'a pas eu de maladie pendant l'enfance, cette dame, réglée à quinze ans et demi, a eu une menstruation régulière mais peu abondante. Elle n'avait pas de leucorrhée.

Elle n'a pas fait de travail pénible. Mariée à 18 ans, elle n'a pas observé de troubles dus au mariage.

Au bout d'un an de mariage elle fit, croit-elle, une fausse couche de trois mois, sans cause connue.

Elle resta quinze jours au lit sans fièvre. Pendant les trois années qui suivirent cette fausse couche, elle resta stérile, sans souffrances, ni pertes.

Trois ans après la fausse couche elle devint enceinte. Cette grossesse fut d'abord normale; puis madame P. sentit des douleurs dans le ventre, vers le deuxième mois. On lui mit alors un emplâtre de poix de Bourgogne.

Les membranes se rompent le 7 mars ; madame P... garde le lit et accouche à terme. Le travail dure deux jours, on administre de l'ergot de seigle pour hâter le travail. C'était une présentation du sommet. L'enfant était peu gros. La délivrance fut normale.

L'accouchée garda le lit un mois, sans fièvre, sans nourrir, sans ressentir de douleurs dans le ventre, sans pertes blanches.

Pendant l'accouchement elle avait eu le périnée déchiré.

Après s'être levée elle eut des pertes glaireuses.

Dix mois après la deuxième grossesse, elle accoucha de nouveau.

Accouchement à terme après un long travail. L'enfant était plus gros que le premier. Les suites furent bonnes. Des douleurs dans les seins se faisaient sentir de temps en temps, au moment des époques, depuis la première grossesse. Mme P... se plaignait de pertes blanches au moment des fatigues.

Trois ans après la troisième grossesse, nouvelle grossesse qui fut tout à fait normale ; les suites en furent simples. Les douleurs de ventre et de reins persistèrent.

Cette dernière grossesse date d'il y a deux ans et demi.

La malade a toujours vécu en Algérie.

Elle a quitté ce pays il y a six mois, à la suite de mauvaises affaires.

Arrivée à Paris, elle s'est beaucoup fatiguée, a eu des maux de reins violents, a éprouvé des sensations de brûlure et de picotements dans le ventre. Elle ressentait une douleur continue à gauche.

M. Doléris examine la malade le 11 janvier 1889.

Elle entre dans le service le 12 février.

Le col est douloureux, dur, lacéré, surtout à droite. Il y a de la cervicite.

Le périnée est insuffisant. La muqueuse de la paroi postérieure du vagin est trop ample. Il y a colpocèle postérieure et aussi cystocèle. L'ovaire droit est prolabé. La malade accuse de la douleur quand on touche à gauche.

Le 12 février on l'opère.

On fait un Schrœder. La colporraphie antérieure. La colpopérinéoplastie avec sutures au crin. Le curage.

Le 13 février, l'opérée se plaint du périnée. Elle n'a pas de fièvre.

Le 14. Elle souffre moins et va bien.

Les jours suivants elle se plaint encore de douleurs au périnée.

Le 17 on change la gaze iodoformée. Tout va bien.

Le 21. On pratique l'extraction des crins du périnée. Ils ont légèrement coupé les tissus. Mais la plaie est bien cicatrisée.

Le 26. On enlève les soies du vagin.

La malade s'en va, mais elle doit rester au lit chez elle. Tout est en parfait état.

Mme P... revient dans le courant du mois de mars. Le périnée est très bien, quoique la malade se plaigne de tiraillements dans cette région. Elle est persuadée qu'on a oublié un fil. On constate qu'il existe là une petite bride cicatricielle sous-cutanée suivant le trajet d'un crin.

Elle a ses règles le 23 mars.

La douleur au niveau de la cicatrice continuant, on incise la bride sous-cutanée.

Le 1er avril 1889 tout est dans de bonnes conditions. Le périnée est solide.

Observation III

Madame R..., a toujours été en bonne santé. Elle est accouchée à seize ans après une grossesse normale. Elle a eu une deuxième grossesse normale à vingt ans

C'est une femme forte, grande, qui a de l'acné de la face.

Elle entre dans le service le 20 mai 1889.

État de la malade à cette époque :

Il y a du prolapsus très peu marqué de l'utérus, qui est en antéversion ; on constate qu'il y a de la cystocèle de la colpocèle postérieure, que le périnée est lacéré. Le col de l'utérus est très éversé, il présente une érosion cicatricielle et de la folliculite de la lèvre postérieure.

M. Doléris, le 20 mai, après lui avoir fait des injections au sublimé et l'avoir tamponnée à la gaze iodoformée, fait un Schroeder, la colporraphie antérieure à la soie, la colpopérinéoplastie, le curage et l'écouvillonnage.

Le vagin étant étroit et la vulve très petite après ces opérations, on éprouve de la difficulté à mettre de la gaze iodoformée.

On enlève les crins du périnée le 7e jour, et on constate que tout est bien de ce côté.

Le quatorzième jour, ablation des fils de soie.

Un point ou deux n'ont pas pris.

Il y a de l'anorexie depuis le jour de l'opération. L'état de l'opérée est assez mauvais.

Dans le cours de la troisième semaine après l'opération, sans qu'il y ait de fièvre, de douleur, de suppuration, il se produit une phlegmatia alba dolens du membre inférieur gauche.

Elle débute par la cuisse, à la racine du membre.

Les phénomènes douloureux persistent pendant plus d'une semaine.

Le membre entier est atteint.

Puis une nouvelle poussée de phlegmatia se fait de l'autre côté, à droite.

L'état moral est toujours mauvais.

La malade n'a pas d'appétit. Elle est pâle.

Elle sort le 21 juin. On la transporte chez elle. La malade va bien lorsqu'elle est couchée. La position verticale ramène de l'œdème des membres.

Les vaisseaux forment à la cuisse un cordon dur. L'état local du côté des organes génitaux est bon. Le périnée, le col sont bien. La paroi vaginale antérieure est cicatrisée.

Observation IV

Madame T... a encore son père et sa mère. Ils jouissent d'une bonne santé. La mère cependant serait atteinte de métrite et tous les deux seraient rhumatisants.

Madame T... a été délicate et chétive pendant l'enfance. Elle ne sait pas si elle a eu la gourme. A douze ans, elle a été empoisonnée par les champignons. A quinze ans, elle a eu la rougeole et une fluxion de poitrine.

Elle a été réglée à treize ans. Les règles duraient cinq à six jours, étaient abondantes et douloureuses, et étaient en avance de sept à huit jours. Madame T... avait alors des flueurs blanches assez abondantes.

Elle se maria à vingt-quatre ans, avec un homme à verge très grosse.

A la suite du mariage, les règles duraient moins longtemps et étaient moins abondantes, mais venaient toujours en avance, étaient toujours accompagnées de douleur.

La leucorrhée existant toujours, Madame T... ne fit jamais de fausses couches et n'eût pas de grossesse. Depuis deux ans et demi, elle est veuve.

En 1888, elle ressentit de vives douleurs, elle eut des pertes jaunâtres et sanguinolentes, accompagnées de douleurs dans les reins, du côté gauche, et de douleurs dans le ventre.

Au mois de mai 1889, elle vint consulter un médecin à Paris. On lui dit qu'elle n'avait rien.

Puis elle fut soignée par M. Marc Sée, à la maison de santé.

On lui fit des cautérisations au fer rouge (en décembre 1888, elle avait été cautérisée au nitrate d'argent). Puis on lui dit qu'elle n'avait rien.

Le 21 juin, elle entre dans le service de M. Doléris.

On l'examine. L'utérus est en antéflexion. Il est gros. L'hystéromètre accuse huit centimètres. Le col est éversé en ectropion. Il présente des kystes sur les parties latérales. L'utérus est abaissé. Il y a de la cystocèle, de la colpocèle postérieure très prononcée. Le vagin est très large et très flasque. Le périnée est court, comme si elle avait eu une déchirure. Il y a tendance générale au relâchement du plancher pelvien.

On place une laminaire le 27 juin. Elle détermine des douleurs très vives. La malade veut s'en aller. On cesse la dilatation.

Le 31, on l'opère. On fait le curage, l'amputation du col avec sutures au catgut. La colpopérinéoplastie, la colporraphie antérieure avec sutures continues.

Les suites sont bonnes. On fait le pansement tous les deux ou trois jours. On enlève les fils du périnée les huitième, neuvième et dixième jours.

La paroi vaginale antérieure est en bon état. Les sutures ont tenu, sauf sur une étendue de deux centimètres où il y a un peu de désunion. Le périnée et le col sont bien. Madame T... reste au lit pendant vingt-neuf jours.

Elle s'en va et revient le 18 octobre. Elle marche bien, a peur d'être enceinte. Elle est très satisfaite de l'opération.

Observation V

Madame J... est âgée de 33 ans.

La mère est bien portante. Le père est rhumatisant.

Mme J... a eu la petite vérole à douze ans. Elle n'a pas eu de gourme. Elle a été réglée à seize ans. Les règles se sont établies difficilement. Elles étaient très régulières; la menstruation durait cinq jours et était très abondante.

Mme J.. n'a jamais eu de leucorrhée étant jeune fille.

Après le mariage les règles deviennent très douloureuses, durent trois jours et sont d'ordinaire un peu en retard. Il n'y a pas d'hémorragies.

Quatre mois après le mariage commence une première grossesse. Elle est mauvaise jusqu'au cinquième mois. L'accouchement est un peu long. L'enfant est gros, il vient vivant. Après la couche il se produit une hémorragie de huit jours et Mme J... ressent des douleurs très vives.

Elle se leva le vingtième jour.

Puis elle devient de nouveau enceinte. Rien à signaler de particulier pendant et après cette grossesse.

Ensuite elle a deux ou trois fausses couches de deux ou trois mois. Après les fausses conches, leucorrhée peu abondante et ne durant que quelques jours.

Le 17 septembre 1889 la malade entre dans le service. On l'examine.

L'utérus est en bonne position. L'hystéromètre accuse huit centimètres. Le col est légèrement éversé. Il y a de la cystocèle, de la colpocèle postérieure. — A droite et à gauche il y a de l'empâtement au niveau des annexes. — A gauche l'ovaire est gros, dur, fibreux.

Opération. — M. Doléris fait le curage et l'écouvillonnage, la colporraphie antérieure à la soie, la colpopérinéoplastie.

Suites de l'opération. — La malade ne vomit pas trop. Au bout de trois ou quatre jours elle urine fréquemment.

Le septième et huitième jour on enlève les crins. Ils ont coupé les tissus. Un crin disparaît dans le périnée.

A la fin de la deuxième semaine il y a quelques points désunis tout près de la partie antérieure de la paroi antérieure du vagin.

L'état général laisse à désirer. Pendant son séjour à l'hôpital, Mme J... n'a pas d'appétit. Les forces sont lentes à revenir. Il y a de fréquentes envies d'uriner.

Elle sort le 18 octobre. Comme elle habite en province, Mme J... a retardé son départ pour être sûre du résultat.

Son périnée est très bon. La vulve est étroite. La paroi antérieure est remise complètement. Le col est bien.

En janvier 1890, Mme J... donne de ses nouvelles.

Les règles sont venues sans trop de douleur. La malade constate de l'amélioration. Les règles sont assez abondantes, mais peu douloureuses.

Pour Mme J... il y a une amélioration très sensible.

Observation VI

Mme D... n'a eu dans son enfance aucune maladie. Pas de gommes. Rien. Elle a été réglée à 17 ans. Au début, les règles duraient trois jours, sans douleur, et venaient régulièrement. Elle n'avait pas de leucorrhée. Elle a fait à 19 ans, avant son mariage, une grave chute de voiture. Depuis ce moment, elle est anémique. Elle n'a pas souffert du ventre immédiatement après l'accident et les règles ont continué à apparaître régulièrement. Elle avait un peu de leucorrhée. Mme D... n'a jamais été enceinte.

Quelque temps avant son mariage, elle eut une leucorrhée abondante. Elle dit avoir contracté une blennorrhagie avec son mari. Celui-ci se faisait soigner secrètement. Elle éprouva des douleurs de la vessie, eut de fréquentes envies d'uriner. On la soigna, on lui défendit de boire du vin, des liqueurs fortes. Chaque fois qu'elle voyait son mari, l'échauffement ne tardait pas à revenir. Elle souffrait pendant le coït.

Dans la première année de son mariage, elle eut quelques retards de ses règles, puis redevint bien réglée.

Depuis quatre ans, la leucorrhée a augmenté. Depuis deux ans elle a des ménorrhagies durant quinze jours, pas tous les mois, mais se reproduisant plusieurs fois en deux années. La dernière hémorragie dura trois semaines et fut assez grave.

Depuis quatre ans, Mme D... a des douleurs dans le ventre en marchant. Les douleurs cessent dans le decubitus dorsal. Elles se font sentir dans la région lombaire huit jours avant et huit jours après les règles.

Les douleurs de la vessie, les troubles de la miction durent depuis neuf ans. Mme D... n'a jamais été cautérisée ni soignée.

Elle entre dans le service le 21 novembre 1889.

C'est une femme qui a l'air bien portante, pas très vigoureuse, paraissant plus âgée qu'elle ne le dit.

A l'examen on trouve de la cervicite, de la métrite du corps, l'utérus est bien nettement en rétroversion.

Il y a de l'empâtement dans les deux culs-de-sac latéraux, mais peu marqué.

L'utérus est mobile. Cystocèle légère, colpocèle postérieure, périnée flasque.

M. Doléris fait la colporraphie antérieure à la soie, la colpopérinéoplastie au crin, le curage, le Schroeder au catgut, l'alexander double.

Les ligaments ronds sont filiformes au pubis, mais on est étonné de les trouver très solides quand on tire dessus. On en résèque dix à douze centimètres. On fait les sutures au catgut et on met des drains.

Les suites sont absolument apyrétiques.

Les pansements du vagin sont rares, le huitième jour on enlève les crins du périnée;

Le quinzième jour, les fils de soie.

Lors du premier pansement de l'alexander, rougeur et empâtement du côté droit.

L'un des drains n'avait pas été couvert par le pansement.

Dès le huitième jour, douleurs dans le bas-ventre, au niveau de la plaie. Le 2 décembre un abcès s'est formé. On enlève les crins de l'alexander de droite et de gauche. Celui de droite est guéri.

Par la plaie de droite il sort du sang, puis du pus et des morceaux de catgut.

Du côté gauche, la plaie est complètement cicatrisée. Cependant le 7 décembre on y observe de la rougeur, on est obligé de débrider légèrement avec la sonde canelée. Il sort un peu de liquide sanguino-séreux. Des injections au sublimé sont faites dans les deux plaies. La suppuration à gauche ne dure pas une semaine. A droite elle est prolongée. (Il sort un nœud de catgut.)

La suppuration à droite dure trois semaines.

Du côté du vagin et du périnée l'état est parfait. Un fil a coupé assez profondément la paroi vésico-vaginale. Mais cela sans inconvénient.

L'état général n'est pas brillant. L'anorexie persiste. Il y a perte de forces. L'amaigrissement est prononcé. L'utérus n'est pas très antéfléchi. On redresse deux fois avec l'hystéromètre.

Dans la deuxième quinzaine de décembre, les plaies inguinales sont cicatrisées.

Mais la malade est grippée et fort éprouvée.

Elle sort le 30 décembre.

État local. Le vagin et le périnée sont très bien. Mais l'utérus n'est pas antéfléchi quand la malade est couchée.

L'utérus est en position moyenne, le cathéter pénètre tout droit et légèrement en haut.

Les culs-de-sac sont libres.

La malade revient, elle est satisfaite de son opération, mais souffre encore de la vessie.

L'utérus est bien placé dans la station debout.

Observation VII

Madame B... a eu, étant enfant, la rougeole, la variole et quelques maux d'yeux, mais pas de gourme. Sa santé a toujours été bonne avant le mariage, mais a été mauvaise depuis.

A 14 ans elle a été réglée facilement et régulièrement. Les règles sont devenues très douloureuses. Elle souffrait dans les reins et le bas-ventre.

Jusqu'à l'âge de 20 ans, les règles duraient trois jours.

La malade n'a jamais eu de pertes blanches étant jeune fille.

A la suite de longues veilles, elle a eu après son mariage des épistaxis. A partir de ce moment, les règles revinrent moins abondantes, ne durèrent qu'un jour et demi. Elles furent très pâles et irrégulières durant quelques mois.

Elle devint enceinte pour la première fois à trente et un an.

Cette grossesse fut mauvaise. L'accouchement fut très long. Il y eut des douleurs de reins consécutives. Elle se leva le quinzième jour. L'enfant était vivant et pesait neuf livres. Le retour de couches arriva cinq semaines après la délivrance.

Il n'y eut pas d'autres grossesses.

Après trois ans de mariage, la leucorrhée avait fait son apparition, l'accouchement ne fit que l'augmenter.

Depuis sept ans, voici ce qu'éprouve Madame B... :

Elle ressent des douleurs continuelles dans le côté gauche du ventre et dans les reins. Elle a de fréquentes envies d'uriner, au moins toutes les demi-heures, dit-elle ; elle a des vomissements fréquents. La digestion est difficile. Il y a des étouffements.

Les douleurs sont moins fortes au moment des règles. — La leucorrhée est abondante. Madame B.., éprouve des sensations de pesanteur au périnée. Les rapprochements sexuels sont peu douloureux et laissent surtout des maux de reins. La constipation est intermittente.

L'état de la malade le 25 septembre 1889 est le suivant :

Il y a de la cervicite. Le col est éversé. Il y a de la métrite du corps. L'utérus est en moyenne position, mais abaissé.

Il y a de la cystocèle, de la colpocèle postérieure. — Le périnée est court.

Le plancher pelvien est relâché.

On trouve de l'empâtement des annexes à gauche.

Opération. — Schrœder au catgut.

Colporraphie antérieure, suture continue au catgut.

Colpopérinéoplastie, sutures aux crins.

Dans la soirée même, hémorragie très abondante. C'est une artériole du col qui donne. Il y a des accidents sérieux. On fait le tamponnement autant que possible. Cela ne suffit pas. La face est décolorée, le pouls sent la faiblesse grande. La malade perd beaucoup de sang. Une irrigation vaginale très chaude arrête l'hémorragie. L'opérée est d'une grande faiblesse les jours suivants. On fait des pansements à la gaze iodoformée. Dès le deuxième jour, Mme B... a des envies fréquentes d'uriner. Les urines sont claires. Il y a du spasme vésical, des douleurs atroces en urinant et du catarrhe du col. Rien ne calme les douleurs. Au septième jour, ablation des fils du périnée qui est en bon état.

Le quatorzième jour on constate que la paroi vésicale antérieure n'est pas réunie, sur un espace de 3 centimètres de long. Il existe là une place ne suppurant pas, mais qui est la source de vives douleurs quand on la touche.

C'est le départ des réflexes qui agissent sur le col, car il n'y a pas de cystite. La malade a de la peine à se remettre. L'appétit manque. Il y a un état nerveux très prononcé. Les souffrances sont continues pendant la miction.

Le col est en bon état. Le périnée aussi. Mais la colporraphie antérieure n'a pas donné de brillants résultats.

Exeat 21 octobre. La paroi antérieure n'est pas encore cicatrisée complètement. Mme B... revient six mois après, elle va bien. Son périnée est solide. Il n'y a plus de colpocèle.

TABLE DES MATIÈRES

LE MANS — TYPOGRAPHIE EDMOND MONNOYER